AF317589

LES MALADIES
DES
VOIES URINAIRES
ET DES
ORGANES DE LA GÉNÉRATION
MISES
A la portée des Gens du Monde.

EXPOSÉ
DU TRAITEMENT RATIONNEL PRÉSERVATIF ET CURATIF
mis en pratique
AU DISPENSAIRE ST-COME
d'après la méthode de

M. GŒURY-DUVIVIER,

Ex-médecin du Bureau de Bienfaisance du septième arrondissement de la ville de Paris, membre du Comité de Salubrité, ex-chirurgien Major au deuxième corps d'armée polonaise, officier de l'ordre du mérite militaire, etc.
FONDATEUR DU DISPENSAIRE ST-COME,

ancien collaborateur de

Feu DEVERGIE AINÉ,

Chevalier de la Légion d'honneur, docteur des Facultés de Paris et de Gœttingue, Chirurgien honoraire des hôpitaux militaires de Paris, ancien professeur au Val-de-Grâce, membre de plusieurs sociétés nationales et scientifiques, etc., etc.

Suivis de Considérations
SUR
LES PERTES SÉMINALES
sur L'IMPUISSANCE et
SUR LES MOYENS DE LES GUÉRIR.

Prix, 1 fr. 25 c.

PARIS

CHEZ L'AUTEUR, MÉDECIN-CONSULTANT,
Visible de 9 heures à midi, et de 2 heures à 5 heures.
Au DISPENSAIRE ST-COME, rue Grenelle-St-Honoré, 14.

CHEZ BAILLET, LIBRAIRE, | CHEZ ÉDOUARD GARNOT, LIBRAIRE,
rue de l'Ecole-de-Médecine, 13. | rue Pavée-St-André-des-Arts, 7.

1842

TABLE DES CHAPITRES

CONTENUS DANS CET OUVRAGE.

Physiologie de la sécrétion urinaire.

Maladies des voies urinaires.

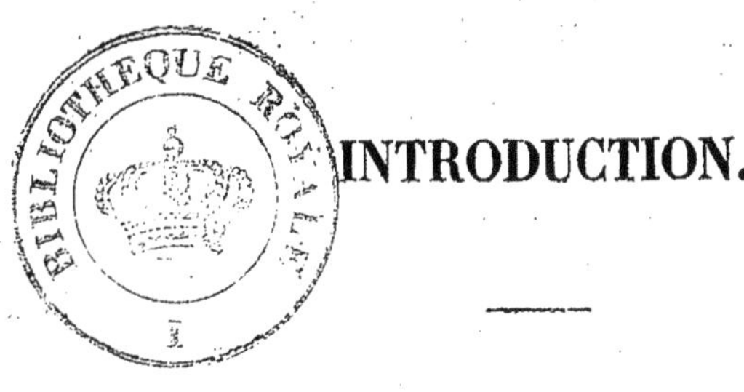

INTRODUCTION.

Notre siècle, au milieu des imperfections qu'il présente, est cependant remarquable par le progrès des lumières. Les sciences sont cultivées avec une ardeur infatigable et une éducation véritablement libérale se répand dans toutes les classes. Il est peu d'hommes bien élevés maintenant, dont l'intelligence soit tellement circonscrite dans une spécialité quelconque, qu'elle ne puisse s'appliquer aux choses qui sortent du domaine de cette dernière, et en comprendre au moins les notions élémentaires. Ce progrès de l'esprit humain ne peut manquer d'amener d'heureux résultats. Car le développement des facultés intellectuelles, est évidemment le meilleur moyen d'améliorer les mœurs et de conserver la société.

Au nombre des sciences dont les notions générales me paraissent devoir exercer la plus heureuse influence sur le bien-être des hommes, il faut placer la médecine. Il semble, au premier aperçu, que les connaissances nombreuses qu'elle exige, que l'expérience profonde qui est indispensable pour la pratiquer, doivent faire renoncer à l'idée d'en faire pénétrer les premiers éléments dans la société. Cependant, si l'on fait attention que malgré la difficulté qu'elle présente dans son étude et son application, elle contient un certain nombre de vérités, d'axiomes, de principes clairs et précis, qui servent de base à l'hygiène générale et au traitement de la plupart des maladies : on comprendra que la difficulté tout entière reste pour le médecin et que l'homme du monde instruit, peut profiter de ce qu'il y a de simple et facile dans la science et l'appliquer à son bien-être.

Parmi les maladies qui affligent l'espèce humaine, il en est un grand nombre, qui, se développant d'une manière lente, n'avertissent en quelque sorte sérieusement ceux qu'elles atteignent, que lorsqu'elles ont produit une altération profonde, ou lorsqu'elles sont devenues tout à fait incurables. On demande alors à l'art des secours qu'il ne peut donner que comme *palliatifs*, et la désolation pénètre dans les familles !

Il y a tout au plus vingt ans, les *maladies de la matrice* passaient pour être rares et incurables? c'est que les femmes souffraient longtemps en secret, et que le médecin n'était appelé que lorsque la désorganisation était devenue complète... Depuis que les médecins spécialistes ont publié de nombreux travaux sur les maladies de cet organe, que l'attention des femmes a été appelée sur elles, que l'inquiétude les a rendues plus soigneuses, on s'aperçoit combien ces maladies sont fréquentes chez elles, combien on était dans l'erreur en pensant qu'elles n'en étaient atteintes qu'au retour d'âge, enfin combien il est important de les reconnaître dès le principe, de se hâter de les traiter et de les guérir.

Ce qui s'est passé pour les maladies de l'*utérus,* a également eu lieu pour celles qui affectent *les organes des voies urinaires et ceux de la génération.* Longtemps négligés par les malades, l'ignorance des accidents graves auxquels elles conduisent, et souvent une fausse honte les empêchaient de réclamer dès le commencement les secours de l'art; ils ne s'adressaient au médecin que lorsqu'ils étaient vaincus par la douleur, ou parvenus avec le temps au dernier degré de la maladie; de sorte qu'on croyait généralement dans le monde que *les affections des reins, de la vessie, de l'urètre,* étaient à peu près exclusivement le triste partage de la vieillesse. Aujourd'hui que l'attention des médecins spécialistes, s'est appliqué à l'étude *des maladies des voies urinaires et des organes de la génération,* que des travaux importants ont été publiés, ceux qui souffrent y ont cherché le tableau de leurs maux et l'espérance de pouvoir y mettre un terme. Il en est résulté que presque tout à coup le nombre des malades s'est trouvé multiplié à l'infini. On a bientôt reconnu que la douleur s'était cachée pendant longtemps, et que rien n'était plus ordinaire que de rencontrer des individus de tous les âges atteints de *maladies des voies urinaires et des organes de la génération.*

Quelques *médecins encyclopédistes* s'élèvent cependant encore contre ceux de leurs confrères qui se sont faits *spécialistes,* prétendant que la science ne saurait être scindée et que les gens du monde surtout ne doivent point y être initiés; continueraient-ils leurs reproches, s'ils songeaient que c'est aux travaux de ces derniers que l'humanité est redevable des notions générales à l'aide desquelles elle pourra désormais se préserver de ces maladies affreuses qui la décimaient dans l'ombre? Quant à moi, je suis tellement convaincu de l'importance qu'il y a de répandre dans la société les rudiments de la science, et de *populariser les connaissances médicales,* que j'ai fait tous mes efforts pour présenter d'une manière à la fois claire et simple, le tableau des maladies de *l'appareil urinaire et des organes de la génération,* le nombre des personnes qui en sont atteintes est considérable, et c'est me rendre utile à la société que de la mettre en état de connaître la nature de ses maux et les meilleurs moyens d'y remédier : « *Celui qui instruit et console, a droit à la reconnaissance.* » Et dans quelle occasion les malades ont-ils plus besoin d'appui et de consolations? Ne sait-on pas l'influence que les maladies des voies urinaires exercent sur le moral de l'homme, et les modifications qu'elles opèrent quelquefois dans son caractère. Tel naguère vif, enjoué, aimant le monde, devient tout à coup taciturne, triste, et cherche la solitude ; tel autre d'un naturel bienveillant et doux se montre difficile et exigeant; celui-ci habituellement grand et généreux, représente l'égoïsme et l'envie. Les affections du cœur s'éteignent, le malade est dans un état de découragement constant. Incommode à lui-même et aux autres, le plaisir qu'il voit prendre le fatigue et l'ennuie; plus de joie dans sa famille, plus de visages riants autour de lui, tout entier à son mal, il est incessamment ramené au besoin de la solitude pour le cacher. Veut-il chercher dans le travail un moyen de distraction, il s'aperçoit bientôt que ses facultés intellectuelles ont perdu leur puissance et leur activité, le moindre effort le fatigue et l'oblige à y renoncer.

Au milieu de ce conflit, les fonctions nutritives, cessent de s'accomplir avec régularité, l'appétit diminue chaque jour, l'assimilation se fait mal, les forces s'épuisent, des rides sillonnent le visage; car il exprime la souffrance et l'anxiété, la vie alors n'est plus qu'un tourment de tous les jours et conduit bien vite au tombeau.

Pour bien comprendre ce que nous avons à dire *des maladies des voies urinaires*, il est indispensable de se pénétrer de certaines notions relatives à la disposition anatomique des organes chargés de la fonction des urines, nous allons donc entrer dans quelques détails à leur égard. Nous exposerons ensuite *leur physiologie*, autrement dit *le mode fonctionnel* de ces mêmes organes.

DES ORGANES URINAIRES.

La sécrétion des urines est l'une des plus importantes de l'économie animale, elle s'accomplit au moyen d'un appareil très-complexe qui se compose : 1° *Des deux reins*, 2° *des calices et des bassinets*, 3° *des uretères*, 4° *de la vessie*, 5° *de l'urètre.*

DES REINS.

Les reins sont des organes glanduleux dans lesquels l'urine se forme. Situés dans la région lombaire, sur les côtés de la colonne vertébrale, ils sont couverts par une grande quantité de tissus adipeux et fixés en place par le péritoine, membrane séreuse qui sert d'enveloppe à la plupart des organes du ventre, et qui ne fait que passer au-devant d'eux.

STRUCTURE.

Les reins sont au nombre de deux. Leur forme à chacun est celle d'un haricot, ils ont trois à quatre pouces en longueur, deux en largeur, un seul en épaisseur, le tissu de ces organes, plus dur que celui des autres glandes est très-friable, et sa couleur est d'un rouge foncé.

Les reins sont enveloppés par une membrane fibreuse, qui envoie dans leurs tissus une foule de petits prolongements qui se déchirent facilement lorsqu'on veut l'enlever. Ce tissu est formé de deux substances, l'une extérieure, qu'on appelle *corticale*, l'autre profonde, qu'on nomme *tubuleuse.* La première, ayant environ deux lignes d'épaisseur, est granuleuse, molle, rouge, quelquefois jaunâtre, et envoie dans la substance tubuleuse des espèces de cloisons, dont l'épaisseur varie d'une à trois lignes.

La substance tubuleuse, plus rouge que la précédente, offre l'aspect de cônes dont la base répond à la substance *corticale,* et dont le sommet se dirige, sous forme de mamelon, vers la scissure ou bord concave des reins.

On voit, d'après cette description, que les reins sont divisés en un certain nombre de *compartiments* qui forment autant d'*organes partiels*.

La substance *tubuleues*, examinée au microscope, après avoir été incisée, laisse voir une grande quantité de petites ouvertures qui répondent chacune à un tube ; lorsqu'on la comprime, on voit suinter *l'urine* par tous ces tubes. L'injection, au moyen du mercure, montre qu'ils ne sont point simplement placés les uns contre les autres ; mais qu'ils forment un véritable tissu spongieux, à travers lequel l'urine est filtrée.

Les reins reçoivent *une artère* très-volumineuse, qui leur vient de *l'aorte,* et qui se distribue particulièrement dans la substance *corticale.*

La veine, qui est aussi d'un calibre considérable, sort de ces organes, au-devant de l'*artère*, et va se rendre dans la *veine cave inférieure*.

Les nerfs des reins viennent du *plexus solaire* et du *nerf splanchnique;* leur communication avec le *plexus spermatique* rend compte des douleurs que les malades ressentent dans les testicules, lorsque les reins sont enflammés.

CALICES, BASSINETS, URETÈRES.

Les *calices* sont des espèces d'entonnoirs membraneux, qui, par une de leurs extrémités, embrassent la base des mamelons, et communiquent par l'autre avec d'autres calices, puis finissent par se réunir en trois troncs principaux, pour former le *bassinet*.

Ce dernier est une petite poche membraneuse, située au niveau de l'échancrure du bord postérieur de la scissure du rein. Il peut se dilater considérablement, lorsque les malades sont atteints de rétention d'urine, et lorsqu'il existe des *calculs dans le rein*.

Les *uretères* sont des conduits cylindriques, dont les parois sont minces, susceptibles d'une grande extension : ils ont le volume d'une plume à écrire.

Ils se dirigent obliquement, de haut en bas et en avant, puis en dedans, pour se frayer un passage à travers le bas-fond de la vessie; ils pénètrent obliquement dans cet organe, vers les parties latérales, à travers les membranes musculeuses et muqueuses, et s'ouvrent dans sa cavité, après un trajet de huit à dix lignes, aux angles postérieurs du *trigone vésical*.

VESSIE.

La *vessie* est une poche musculo-membraneuse, située dans l'excavation du bassin, sur la ligne médiane, derrière le pubis, devant l'intestin rectum chez l'homme, et devant la matrice chez la femme.

Elle est fixée en place par le péritoine qui l'enveloppe en partie, et par l'*ouraque*, espèce de cordon ligamenteux, qui s'étend de son sommet à l'*ombilic*.

Elle a la forme d'une ovoïde, dont la grosse extrémité est tournée en bas, et le sommet en haut. Cependant cette forme varie, suivant l'âge, le sexe et les habitudes. Il en est de même de sa situation.

Destinée à servir de réservoir à l'urine, la *vessie* a une capacité assez grande. Elle peut contenir, chez un adulte, de six à huit onces d'urine; cependant l'extensibilité des membranes qui la composent la rendent susceptible d'en recevoir beaucoup plus.

Certaines circonstances, telles que les habitudes, l'âge, le sexe, les maladies, font quelquefois acquérir à la vessie une dimension considérable : lorsqu'elle est dans l état de vacuité, elle est cachée dans l'excavation du bassin ; elle s'élève au contraire au-dessus du pubis, et se développe dans le ventre, lorsqu'elle est distendue par l'urine.

La vessie correspond, par sa face intérieure, à la symphise du pubis; elle n'est point recouverte par le péritoine, circonstance importante pour la ponction, la taille hypogastrique, etc.

En arrière, cet organe, recouvert par le péritoine, est en rapport avec le rectum chez l'homme, et la matrice chez la femme.

Inférieurement, la vessie répond, chez le premier, au rectum, dont elle est séparée par les vésicules séminales et les conduits déférents ; chez la seconde, la base de cet organe correspond au vagin et à la moitié inférieure du col utérin.

Ces différentes dispositions sont importantes à connaître en pratique. L'exploration de la vessie et l'opération de la taille peuvent se faire en effet, chez l'homme, par le rectum, et se pratiquer par le vagin chez la femme.

La surface interne de la vessie est tapissée par une membrane muqueuse, qui offre des rides nombreuses, qu'on peut aplanir par la distension. On y remarque aussi la saillie formée par les faisceaux charnus qui composent la tunique musculaire de cet organe.

On trouve, dans la vessie, trois orifices, deux qui appartiennent *aux uretères;* le troisième est celui du *canal de l'urètre.* Ces trois ouvertures comprennent un espace triangulaire, qu'on nomme *trigone vésical,* auquel on a attribué mal à propos une sensibilité particulière.

L'ouverture du canal de l'urètre dans la vessie est habituellement fermé, et offre une certaine résistance.

On donne le nom de *sphincter* à l'anneau fibreux qui en occupe l'orifice interne ; les fibres musculaires, longitudinales et circulaires de cet organe forment ce qu'on appelle le *col de la vessie,* et se continuent dans la *partie prostatique de l'urètre.*

La vessie reçoit un grand nombre de vaisseaux sanguins et lymphatiques ; des nerfs viennent l'animer et des artères lui donner la vie.

DE L'URÈTRE.

L'*urètre* est un canal membraneux, destiné à l'émission de l'urine et du sperme chez l'homme. Il naît du col de la vessie, et se dirige en avant, en décrivant une courbure de bas en haut.

La dimension de l'urètre est de 8 à 9 pouces chez l'homme ; il est infiniment plus petit chez la femme. On lui distingue chez le premier trois portions, qu'on nomme *prostatique, membraneuse, spongieuse.* La première est ainsi nommée, parce qu'elle est en quelque sorte creusée dans la *glande prostate,* qui l'enveloppe presque entièrement ; la seconde est intermédiaire entre celle ci et le *bulbe,* elle a à peu près un pouce de longueur. Sa paroi inférieure offre, sur la ligne médiane, une crête qu'on désigne sous le nom de *veru-montanum.* Cette crête, qui est d'abord très-déliée, se termine en avant de la portion prostatique, par un renflement sur les côtés duquel viennent s'ouvrir les conduits éjaculateurs.

La troisième portion de l'urètre forme la plus grande partie de ce canal : elle commence par un renflement qu'on appelle *bulbe,* et se termine à l'extrémité de la *verge.*

L'*urètre* est tapissé par une membrane muqueuse ; il présente des plis longitudinaux qui disparaissent par la *distension de l'organe.* On y remarque également une foule de petits sinus dirigés obliquement, et qui conduisent dans des espèces de culs de sacs plus ou moins profonds. L'urètre est habituellement mouillé par une mucosité sécrétée par sa membrane, et qui la préserve du contact irritant de l'urine.

DE LA PROSTATE.

La prostate est un corps glanduleux situé derrière la symphise du pubis au devant du rectum. Sa forme est à peu près celle d'un cône dont la base serait tournée en arrière et le sommet en avant. Elle est en rapport, par sa face inférieure, avec le rectum, auquel elle adhère assez fortement. Cette disposition permet de l'explorer facilement par cet intestin; sa face supérieure correspond aux ligaments de la vessie, les faces latérales sont en rapport avec le muscle releveur de l'anus; la base de cette glande embrasse le col de la vessie, son sommet s'étend derrière la portion membraneuse de l'urètre.

La prostate est traversée par un canal qui reçoit les conduits éjaculateurs, lesquels marchent accolés l'un à l'autre, et ne lui adhèrent que par un tissu cellulaire assez lâche.

Des granulations très-rapprochées les unes des autres, et qui sont placées au milieu d'un tissu qui paraît musculeux, constitue la *prostate*. Un grand nombre de petits conduits excréteurs se remarquent dans cette glande, et viennent s'ouvrir, après s'être réunis, sur les côtés du véru montanum.

PHYSIOLOGIE DE LA SÉCRÉTION URINAIRE.

Deux actes sont à considérer dans cette fonction : le premier est relatif à la sécrétion de l'urine ou à sa formation; le second se rapporte à son excrétion ou à son émission.

De nombreuses expériences, qui remontent à Galien, prouvent que les *reins* sont bien les organes sécréteurs de l'urine ; mais le mécanisme en vertu duquel ils accomplissent leur fonction est inconnu, de même que celui de leurs autres fonctions. On sait cependant que le sang qui leur arrive par l'artère rénale, parvenu aux dernières extrémités de ce vaisseau, est pris par les radicules sécréteurs, et subit une élaboration à la suite de laquelle il est transformé en *urine*. On sait encore que c'est dans la substance corticale que ce travail de transformation s'opère : on y trouve en effet ce fluide lorsqu'on l'examine, et il s'en écoule toutes les fois qu'elle a été blessée par un instrument piquant ou tranchant; on remarque cependant qu'il est trouble et épais; le rôle de la substance tubuleuse ne serait donc que celui d'une espèce de *filtre* formé par l'agglomération d'un grand nombre de vaisseaux excréteurs.

L'urine se perd instantanément dans les reins et d'une manière continue. Elle suinte par le sommet des vaisseaux excréteurs dans le bassinet, passe immédiatement dans les uretères, qui ne sont que la continuation de ce dernier, et arrive enfin dans la vessie. Au bout d'un certain temps, ce réservoir a reçu une masse de liquide assez considérable, ses parois ont dû se dilater, et sa sensibilité se trouve excitée. Le besoin de l'expulsion se manifeste, et devient de plus en plus impérieux à mesure qu'on recule le moment d'évacuer l'urine. Si l'on veut résister encore, la sensation devient une véritable souffrance, et dès lors on s'expose à des accidents immédiats, comme nous le verrons plus tard.

Il semble, au premier aperçu, que l'urine, arrivée dans la vessie, devrait refluer vers sa source par les uretères, et se débarrasser ainsi de l'excédant de liquide qui la distend. Mais on doit se rappeler que d'une part l'orifice des uretères, dans son intérieur, est trop étroit, qu'il est recouvert par un repli de la muqueuse vésicale, que ses conduits s'aplatissent par la distension de la vessie, et qu'enfin les reins fonctionnant incessamment, envoient de même une nouvelle urine. Il est donc de toute impossibilité que ce fluide, une fois dans la vessie, puisse en sortir autrement que par l'urètre ; mais la disposition du col de ce canal est telle alors, qu'il fait un angle avec son bas-fond, et s'élève au-dessus de ce dernier. En second lieu, la résistance du sphyncter du col de la vessie ne peut être surmontée que par les contractions énergiques de cette dernière ; il faut donc que l'urine y reste en dépôt.

L'urine, en séjournant dans la vessie, s'épaissit, prend une couleur plus foncée, devient moins aqueuse ; c'est alors que, par un séjour trop prolongé elle est susceptible de déposer plus particulièrement des sels, et de donner lieu à la formation de calculs.

EXCRÉTION DE L'URINE.

Les causes qui paraissent déterminer le besoin d'uriner sont : l'accumulation de l'urine dans la vessie, la sensibilité plus ou moins vive de cet organe, le degré de condensation auquel le fluide urinaire est arrivé quand il s'est dépouillé de sa partie aqueuse, la rapidité plus ou moins vive avec laquelle la sécrétion s'opère, sous l'influence de certains agents, tels que les diurétiques... Alors la vessie entre en contraction, ses parois se pressent sur le fluide qui les distend, et la résistance du sphyncter qui garnit son col est bientôt surmontée de manière à permettre à l'urine de s'élancer avec force dans le canal. Toutefois, la nature voulant soumettre à notre volonté l'expulsion de ce fluide, a donné comme auxiliaires à la vessie les muscles de l'abdomen. Leur contraction, que nous pouvons déterminer quand le besoin d'uriner se fait sentir, a pour effet de comprimer les organes contenus dans le ventre, et de les faire peser avec une certaine force sur la vessie qu'ils dominent. D'un autre côté, c'est aussi à la contraction de certains muscles, les releveurs de l'anus et les bulbo caverneux que nous devons la possibilité de résister au besoin ; d'uriner soumis comme ceux de l'abdomen à notre volonté, ils ont pour effet, les derniers surtout, de resserrer le canal et de réunir les deux lobes de la prostate. Il est évident que lorsque nous voulons rendre les urines, les muscles se relâchent et affaiblissent ainsi la résistance du col.

La sécrétion et l'excrétion urinaires, sont, comme il est facile de le voir, deux fonctions des plus importantes de la vie, parce qu'elles sont essentiellement dépuratoires : destinée à être rejetée au dehors, il est évident que l'urine a pour but de débarrasser le sang d'une foule d'éléments qui ne sauraient convenir à la nutrition. Ce dernier reçoit en effet constamment par les voies digestives, respiratoires, par la peau, une foule de principes hétérogènes qui l'altèrent. Lorsque certains fluides excrémentitiels ne peuvent être expulsés, ou lorsqu'ils séjournent trop longtemps dans les organes qui les forment, la résorption les rejetant dans le torrent de la circulation, ils produiraient des troubles graves dans l'économie, si la fonction des reins, essentiellement éliminatoire, ne l'en débarrassait par la formation de l'urine.

Je pourrais étendre beaucoup ces considérations ; mais elles me paraissent suffisantes pour le but que je me propose. Je vais maintenant parler de l'urine et du rôle qu'elle joue dans l'économie animale.

URINE.

L'urine, par les principes chimiques qui la composent, par ses nombreuses variétés, par ses diverses altérations dans les maladies aiguës chroniques et organiques, mérite d'autant plus de fixer notre attention, que son étude, longtemps négligée, doit être ici l'objet d'*un sérieux* examen.

Chez l'homme adulte et en état de santé, elle est transparente et jaunâtre, d'une odeur aromatique particulière, d'une saveur salée et légèrement amère. Sa pesanteur spécifique est plus grande que celle de l'eau.

A la sortie immédiate de la vessie, sa température est à peu près égale à celle du corps c'est-à-dire de **29** à **32** degrés *Réaumur.*

Ces propriétés physiques sont celles que l'urine présente lorsqu'elle a été rendue longtemps après la digestion. Telle est celle que l'on rend le matin ; on la nomme urine de coction ; celle qui est rejetée immédiatement après le repas, et que l'on nomme urine de boisson, est presque entièrement dépourvue de couleur et de saveur, et n'est presque formée que d'eau et d'une petite quantité de sel.

L'urine rougit la teinture de tournesol, propriété qu'elle doit aux acides uriques, et peut-être phosphoriques. Étant reposée, elle dépose un sédiment jaunâtre qui s'attache aux parois du vase, et qui est formé d'acide urique ; abandonnée à elle-même pendant plusieurs jours, elle prend une odeur ammoniacale, elle réagit alors sur les couleurs bleues à la manière des alcalis, et forme un précipité composé de phosphate de chaux et de phosphate ammoniaco-magnésien.

L'urine devient enfin tellement alcaline, qu'elle fait effervescence avec les acides. Cette altération de l'urine est produite par l'urée, principe soluble azoté et caractéristique de l'urine.

L'analyse chimique de l'urine par Berzelius, a donné les principes suivants.

Matières organiques.		*Matières inorganiques.*	
Eau.	933,00	Sulfate de potasse.	3,71
Urée.	30,10	Sulfate de soude.	3,16
Acide lactique.	1,00	Phosphate de soude.	2.94
Acide lactique libre.		Biphosphate d'ammoniaque.	1,65
Lactate d'ammoniaque.		Chlorure de sodium.	4,45
Extrait de viande soluble dans l'alcool.	17,14	Hydrochlorate d'ammoniaque.	1,50
Matières extractives solubles dans l'eau.		Phosphate de chaux et phosphate de magnésie.	1,00
Mucus.	0,32	Silice.	0 03
			1000,00

Plusieurs substances alimentaires ou médicamenteuses altèrent les principes *constitutifs* de l'urine. Ainsi les asperges lui donnent une odeur fétide, la térébenthine une odeur de violette ; le genièvre, la valériane, influent aussi sur l'urine.

La garance teint les urines en rouge ; les fraises, les framboises lui donnent la même couleur ; l'indigo les teint en bleu ; la noix de Galles lui donne la propriété de précipiter les sels ferrugineux en bleu ou en vert. Les eaux minérales alcalines communiquent à l'urine une grande alcalinité, ce qui a fait penser à quelques médecins que ces substances étaient très-efficaces pour combattre les graviers ou calculs formés d'acide urique. Je dirai toute ma pensée à ce sujet, lorsque j'étudierai la *gravelle* et les *calculs*.

Au contraire des acides minéraux, les acides végétaux passent dans les urines, et peuvent les rendre fortement acides. Tels sont les acides citrique, malique, oxalique, gallique, benzoïque et succinique. Ces acides agissent suivant leur affinité chimique.

Les personnes qui feraient un usage fréquent de l'acide oxalique, seraient plus sujettes que d'autres à souffrir des calculs d'oxalate de chaux ; et l'on a vu des individus, qui ne se nourrissaient que d'oseille, être sujets à ces sortes de calculs. On pense que l'usage des fruits acides, tels que la pomme, les cerises, les fraises, les groseilles, peut agir contre les calculs d'acide urique.

L'urine présente différentes altérations causées *par les* maladies. Elle devient ammoniacale dans les *reins* mêmes, dans certaines fièvres putrides.

Elle devient aussi ammoniacale dans les rétentions d'urine complètes, dans les ulcérations de la vessie, les engorgements purulents de la prostate.

Il y a des urines qui deviennent albumineuses. Ceci s'observe fréquemment quand l'urine est mélangée de pus, soit par suite de maladie des reins, soit par suite de maladie de la vessie.

L'urine qui est mêlée au sang, se reconnaît à sa couleur rouge et au caillot qui se dépose.

Dans le diabète, l'urine contient une quantité considérable de matières sucrées ; quelquefois cependant elle en est dépourvue.

L'urine des ictériques est colorée par la matière jaune de la bile.

On a vu des urines *bleues* chez des personnes qui avaient fait un usage longtemps continué de l'*oxyde de fer*.

Dans les *maladies des reins*, telles que la gravelle, l'urine est rougeâtre, trouble et dépose un sédiment briqueté.

Dans le *catarrhe chronique* de la vessie, les urines sont ammoniacales, bourbeuses et forment un dépôt purulent

Dans l'*hématurie* ou pissement de sang, les urines sont rouges, sanguinolentes et déposent un caillot sanguin au fond du vase.

L'urine des *femmes enceintes* démontre la présence de la *kistéine*, pellicule blanchâtre, qui, à dater du second jour, s'élève à sa surface.

Dans la *spermatorée*, les dernières gouttes d'urine sont troubles et gluantes.

Dans la *phthisie pulmonaire*, les urines sont troubles, jumenteuses, deviennent promptement ammoniacales et se couvrent de moisissures.

Dans les *maladies graves* et de *funeste terminaison*, les urines sont noires, épaisses et en petite quantité.

Ces considérations générales prouvent combien l'urine mérite d'être examinée par le *médecin* spécialiste, lorsqu'il s'agit du traitement de l'une des maladies des *voies urinaires* dont je vais parler.

MALADIES DES VOIES URINAIRES.

Elles se divisent naturellement en deux sections; dans la première, je classe celles qui affectent les *organes de la secrétion urinaire*, les reins; telles que la *néphrite, le diabète, la gravelle, les calculs rénaux, l'hématurie;* la seconde comprend les maladies qui intéressent les *organes chargés de l'excrétion*, les *uretères*, la vessie et le canal de l'urètre, tels que *la cystite, le catarrhe chronique, l'urétrite, les rétrécissements de l'urètre, la rétention d'urine, l'incontinence et les maladies de la prostate.*

DIABÈTE.

EXCRÉTION IMMODÉRÉE DE L'URINE.

Dans cette maladie, l'urine se produit en disproportion considérable avec la quantité de boissons ingérées. Il y a écoulement immodéré de ce fluide.

Il se développe souvent sans cause connue, mais de récentes observations ont prouvé qu'il pouvait se produire sous l'influence d'aliments insalubres, de boissons malsaines, de chagrins et de nombreux changements atmosphériques.

Le *diabète* a quelquefois des symptômes précurseurs tels que sécheresse de la bouche, soif ardente; mais souvent il se déclare d'une manière instantanée; il y a immédiatement soif vive, excrétion prodigieuse d'urine, peau sèche surtout à l'abdomen, gorge aride, déglutition difficile, pouls fébrile. Tous les principes nutritifs s'échappent par les urines qui ont acquis une saveur sucrée très-prononcée. La maigreur devient extrême, et le malheureux *diabétique* succombe dans un état d'épuisement physique et d'accablement moral..

L'analyse chimique a démontré que le fluide urinaire chez les *diabétiques*, ne contenait presque pas d'urée, ni d'acide urique, on *n'y* rencontre ni sulfate ni phosphate, mais en revanche du sucre et du muriate de soude.

Dupuytren et Thénard, se fondant sur ce que le sucre que contient l'urine était une matière non azotée, ont cru que pour prévenir la formation de cette matière sucrée, il suffisait de soumettre le malade à l'usage d'aliments fortement azotés, tels que les substances animales grasses, et surtout l'osmazome. Ce traitement, longtemps en réputation, n'a cependant pas été sanctionné par l'expérience.

En général, le *diabète* est une affection rare des voies urinaires, qui laisse beaucoup à désirer relativement aux bases de son véritable traitement.

GRAVELLE.

Maladie caractérisée par la formation de concrétions sablonneuses et pierreuses dans les reins, qui tombés dans la vessie en sont expulsés avec l'urine par l'urètre. Ils sont composés d'acide urique pur, de phosphate de magnésie et d'ammoniaque, ou d'oxalate de chaux. Les premiers sont les plus communs; ils sont d'une couleur rouge tirant sur le jaune, et se dissolvent en totalité dans un excès de potasse.

Cette affection est en général le principe des affections calculeuses et des pierres formées dans les reins et dans la vessie.

Les attaques de gravelle mettent entre elles une distance souvent assez éloignée les unes des autres.

Les graviers se présentent ordinairement sous forme de petits cristaux anguleux, au fond du vase qui reçoit l'urine.

Causes. Comme prédisposantes nous considérons l'âge mur et la vieillesse. Les contrées humides sont celles où la maladie se montre le plus souvent. Elle attaque particulièrement les personnes à occupations sédentaires, celles qui gardent longtemps leurs urines. L'usage des eaux séléniteuses, l'abus des alcooliques, les excès vénériens et la bonne chaire; enfin les maladies des reins, de la vessie et de l'uretère prédisposent à cette affection.

Les urines prennent une couleur rouge foncée, et déposent au bout de quelques heures un sédiment briqueté, plus ou moins abondant.

Il se manifeste des douleurs vives dans les reins, la vessie et l'urètre, de la fièvre, de l'insomnie, qui ne se modèrent ou ne cessent qu'après la sortie du sable ou des graviers hors des reins.

L'époque de leur sortie est plus ou moins éloignée. Souvent le malade a la conscience de l'existence du gravier qui signale sa marche par un sentiment de déchirure le long du trajet qu'il parcourt.

La rétraction du testicule, des crampes dans les membres inférieurs, des nausées, des vomissements sont des symptômes que l'on rencontre assez fréquemment chez les graveleux et les calculeux.

Les accidents qui accompagnent la gravelle durent ordinairement de trente-six à quarante-huit heures.

Traitement. — Il est indispensable de connaître la composition des graviers quand le *médecin spécialiste* veut employer pour les détruire les moyens chimiques, tels que les solutions alcalines légères, les carbonates de chaux, de potasse, de soude, etc.

L'usage des boissons aqueuses, diurétiques et abondantes pour détruire la surexcitation rénale, les ventouses scarifiées et des sangsues à la région lombaire, sont dans tous les cas les moyens les plus convenables et les plus rationnels.

Les traitements échouent, lorsqu'il existe des altérations profondes des reins, dans ce cas alors la lésion organique doit seule appeler l'attention du praticien, car la *gravelle* n'est qu'une maladie tout à fait secondaire, qui cessera promptement lorsqu'on aura guéri les causes organiques qui les occasionnaient.

NÉPHRITE.

INFLAMMATION AIGUE DES REINS.

On a encore désigné cette maladie sous les noms de *fièvre néphrétique, co-*

lique néphrétique, néphrésie, néphralgie. Mais sous ces dénominations diverses, on a décrit des affections tout à fait étrangères à cette maladie, telles que *le lumbago, le rhumatisme musculaire* de la région lombaire, et *la péritonite profonde.*

La néphrite est rare dans les pays chauds et fréquente dans les pays froids. Cela tient sans doute à l'usage de la bière, du thé, du genièvre, qui sont très-diurétiques et qui augmentent l'action des reins, et dont on fait un trop fréquent usage dans le Nord, en Angleterre et en Hollande.

Les blessures, les coups, les chutes sur la région lombaire, les violentes secousses de la danse, l'équitation sont des causes assez communes de la *néphrite.*

On distingue cette phlegmasie en aiguë et en chronique.

Le pronostic est grave en général. L'inflammation aiguë se termine quelquefois par des abcès dans le rein ou par son induration.

L'inflammation chronique par la *gravelle.*

Traitement. — Dans la néphrite aiguë, l'indication la plus pressante consiste à arrêter les progrès de l'inflammation par l'application la plus prompte de la méthode antiphlogistique, telles que les saignées générales et locales, application de sangsues aux lombes, fréquemment répétés, ventouses, cataplasmes émollients, bains tièdes, demi-lavement; diète absolue, boissons mucilagineuses émulsionnées, mais données en très-petite quantité.

Lorsque la phlegmasie a diminué, on a recours aux embrocations huileuses, aux révulsifs des pieds, aux légers laxatifs, mais seulement au déclin de la maladie.

Si un abcès s'est formé, on doit l'ouvrir pour éviter un épanchement dans le ventre.

Dans la convalescence, il faut encore que le régime soit sévère à cause des rechutes qui sont très-fréquentes, favoriser la transpiration cutanée par l'exercice modéré, l'usage de la flanelle et l'habitation des pays chauds.

NÉPHRITE CHRONIQUE.

INFLAMMATION ANCIENNE DES REINS.

Maladie assez obscure quand on ne l'observe pas dans sa complication avec la *gravelle,* elle ne diffère de la *néphrite aiguë* que par le peu d'intensité des symptômes, et par sa marche lente et obscure. Elle peut durer plusieurs mois et même plusieurs années.

On observe une douleur médiocre dans les lombes et dans les aines.

L'urine est parfois sanguinolente ; on reconnaît que le sang part des reins à l'absence des signes de la *cystite* et de ceux qui annoncent une pierre dans la vessie.

Ces symptômes sont continus quand ils appartiennent à la *néphrite chronique,* ils ne se manifestent que par intermittence quand ils appartiennent à la *néphrite calculeuse* ou *graveleuse,* et alors ils sont souvent causés par des excès de table, ou par l'abus des plaisirs vénériens.

La *néphrite chronique* se termine ordinairement par la résolution lente, quelquefois par l'*induration ou la désorganisation des reins*.

Le pronostic est plus ou moins grave suivant que la lésion des organes est plus ou moins profonde.

Traitement.—Il consiste à détruire les causes qui l'ont déterminé. Telle est la première indication que doit remplir le praticien. Si des obstacles dans l'urètre, des rétrécissements de ce canal ont produit une néphrite chronique, ce qui fort souvent arrive, il faut d'abord guérir la maladie organique de l'urètre.

Si la *néphrite* est causée par un calcul dans la vessie, il faut en faire l'extraction par l'opération de la taille ou de la lithotritie selon l'indication.

Dans tous les cas, lorsque la *néphrite chronique* se développe par les symptômes que je viens d'énumérer, on doit mettre le malade à un régime sévère, aux boissons diurétiques émulsionnées, et suivre à l'égard de cette phlegmasie les règles et les moyens que j'ai exposés à l'occasion de la *néphrite aiguë*, arrivée à son déclin.

DES CALCULS EN GÉNÉRAL.

On donne le nom de calculs à des concrétions pierreuses, de formes et de natures variées, qui prennent différents noms, suivant les endroits où ils se forment.

Ces calculs peuvent se développer dans les poumons, dans le foie, dans les glandes salivaires, dans la vésicule du fiel, etc. Nous ne devons ici nous occuper que des calculs urinaires, de ceux enfin qui prennent naissance dans les reins, les uretères, la vessie, la glande prostate et l'urètre.

CALCULS RENAUX.

Ils se forment dans les canaux excréteurs des reins et en prennent, en général, la dimension et la forme, entraînés par l'urine dans le bassinet, puis dans les uretères, ils s'y arrêtent quelquefois et s'y accroissent. Les malades, dans certains cas, sont avertis de leur passage dans la vessie, par une douleur plus ou moins aiguë qui se manifeste le long du trajet qu'ils parcourent.

Les calculs par leur séjour dans les reins deviennent une cause d'irritation. Le tissu de ces organes ne tarde pas à s'enflammer, la suppuration amène leur destruction et la mort ne tarde pas à suivre.

Lorsque les calculs s'arrêtent dans les uretères, ils interceptent l'écoulement du fluide urinaire des reins dans la vessie. En tombant dans cette dernière, ils peuvent devenir le noyau d'une pierre.

Ce que nous avons dit du traitement de la gravelle s'applique à celui des calculs des reins, les mêmes moyens conviennent pour en empêcher la formation. Quand ils déterminent des accidents inflammatoires dans ces organes, il est évident que dans l'impossibilité où l'on se trouve d'aller les saisir, il faut avoir recours aux saignées, aux ventouses scarifiées, aux boissons adoucissantes et diurétiques, aux bains, en un mot, à la méthode antiphlogistique dans toute sa rigueur.

CALCULS VÉSICAUX.

Ils reconnaissent, en général, d'autres causes que celles des calculs des reins. Ils se forment quelquefois de toutes pièces dans la vessie, mais le plus ordinairement ils sont dus à la présence d'un corps étranger dans cette poche membraneuse.

Les calculs vésicaux sont plus fréquemment observés chez les vieillards que chez les adultes, chez l'homme que chez la femme. Ils varient sous le rapport de leur couleur, de leur forme, de leur consistance et de leur nombre. Ils sont tantôt blancs, gris, plus ou moins rouges et même noirâtres ; tantôt lisses, arrondis, ils peuvent être aplatis, anguleux, présenter des aspérités. Ils sont quelquefois multiples. Leurs consistances varient suivant leurs compositions chimiques.

Il est remarquable que les calculs urinaires ont toujours un noyau qui occupe, en général, leur centre. Il paraît formé par du mucus épaissi, ou par un caillot de sang ; c'est sur ces productions que la matière calcaire vient se déposer.

Les calculs vésicaux sont composés d'acide urique avec un phosphate d'acide urique, avec l'oxalate de chaux, etc. ; dans d'autres circonstances, trois, quatre et même cinq substances concourent à leurs formations. L'acide urique et l'urate d'ammoniaque sont celles qu'on rencontre le plus souvent dans l'analyse, vient ensuite l'oxalate de chaux, etc.

Symptomes. — Le malade éprouve ordinairement une douleur plus ou moins vive à l'extrémité de la verge. Lorsqu'il fait un effort, qu'il éprouve une secousse, qu'il se remue violemment, et d'une manière instantanée, lorsqu'il rend surtout les dernières gouttes d'urine, cette douleur prend une nouvelle intensité. Des envies fréquentes d'uriner surviennent, l'émission se fait avec lenteur, quelquefois goutte à goutte. Dans certaines circonstances, le jet de l'urine est arrêté brusquement, quoique la vessie soit loin d'être vidée, la douleur et la difficulté d'uriner sont plus vives lorsque cet organe ne contient qu'une petite quantité d'urine. Ses parois s'appliquent presque aussitôt sur la pierre et sont fortement irritées. Le malade, tourmenté par le besoin de débarrasser sa vessie, s'agite, fait de vains efforts, change de position pour y parvenir, et empêcher la pierre de se présenter au col, et d'en fermer l'ouverture, etc.

Mais il arrive quelquefois que la pierre, au lieu d'être mobile dans la vessie, habite son fond et y est enchatonnée. Dans ces cas, les malades ne sont pas tourmentés par les mêmes incommodités, et ils peuvent rester longtemps sans se douter de la présence du corps étranger.

Cependant il est, en général, impossible qu'une pierre séjourne longtemps dans la vessie sans y déterminer de l'irritation. Les parois de cet organe ne tardent pas à s'enflammer, les symptômes d'une affection catarrhale se manifestent, il survient au malade du ténesme, les fonctions digestives s'altèrent, la douleur use la sensibilité, l'amaigrissement arrive, et si une opération bienfaisante ne vient enrayer les accidents, il succombe au milieu des tourments les plus affreux.

Chez la femme, les symptômes produits par les calculs ont, en général, moins de gravité. Cela tient au peu de longueur de l'urètre chez elle, et à la grande dilatation dont il est susceptible. Elles peuvent rendre, en effet, des calculs d'un volume assez considérable.

Pour s'assurer positivement de l'existence d'un calcul dans la vessie, de sa forme, de sa grosseur, on emploie le cathétérisme, opération facile, qui consiste à introduire dans la *poche urinaire* une *sonde exploratrice* pour reconnaître et toucher le calcul.

Deux opérations sont employées, suivant les indications que présente l'état des malades, pour les débarrasser des calculs dont ils sont atteints ; la *taille* et la *lithotritie*.

CALCULS DE LA PROSTATE.

Ils se développent dans les follicules de ce corps glanduleux. Ils sont nombreux, ils peuvent acquérir le volume d'un pois, et ont, en général, une composition différente de celle des calculs de la vessie.

Nous ne connaissons pas de signes certains de leur formation.

On a pratiqué des opérations pour extraire les calculs de la prostate; toutes n'ont point été suivis de succès. Cependant Dupuytren incisa cette glande dans différentes directions et parvint à en retirer onze calculs à facettes et articulés. Le malade guérit parfaitement.

CALCULS DE L'URÈTRE.

Ils viennent de la vessie ou des reins. L'étroitesse des parois de ce canal explique comment ils peuvent s'y arrêter après avoir été entraînés par l'urine. Une irritation vive, l'inflammation, puis des fistules, en sont la conséquence, lorsqu'on ne reconnaît pas leur présence, ou lorsqu'on ne parvient pas à les extraire.

L'extraction des calculs de l'urètre se fait au moyen d'une incision dans le point du canal où se trouve arrêté le calcul; quelquefois on parvient à l'entraîner au dehors, en comprimant l'urètre, au-dessus de ce point, et en engageant le malade à faire des efforts pour uriner. L'urine peut alors dilater le canal, déplacer violemment le calcul et le projeter au dehors. J'en ai souvent extrait aussi, à l'aide de petites pinces très-fines, introduites dans l'urètre et enduites d'un corps gras.

RÉTENTION D'URINE.

Cette maladie est beaucoup plus fréquente chez l'homme que chez la femme. On l'observe plus particulièrement dans l'âge adulte et la vieillesse, que dans la jeunesse.

La rétention d'urine peut être complète ou incomplète, avec ou sans ténesmes.

Causes. — La paralysie de la vessie ou même son inertie par suite d'une altération quelconque; l'inflammation de cet organe dans quelques cas, surtout lorsque son col y participe; la compression du col vésical ou de l'urètre, l'obstruction de ce canal par des corps étrangers ou des rétrécissements, le gonflement de la prostate, etc.

Lorsque les urines sont retenues dans la vessie, elles ne tardent pas à s'y accumuler de manière à la distendre. Ses parois s'amincissent, le bas-fond déprime le rectum ou le vagin et y forme une saillie considérable, qu'on peut reconnaître par le toucher.

Quand la vessie est ainsi distendue, l'accumulation de l'urine se fait aussi dans les uretères, et de proche en proche dans le bassinet, les calices et les reins. La sécrétion se trouve alors suspendue par la compression et les accidents deviennent de la plus haute gravité.

La *rétention d'urine* éclate quelquefois d'une manière soudaine. Dans d'autres circonstances, elle se manifeste avec lenteur et n'est complète que longtemps après son début. Ces différences dans sa marche sont relatives aux causes diverses qui peuvent la produire. Dans le premier cas, la vessie se remplit rapidement, s'élève au-dessus du pubis, y forme une tumeur plus ou moins volumineuse, que la moindre pression rend très-douloureuse. Le malade éprouve des ténesmes vésicaux excessivement pénibles et fréquents, il éprouve un sentiment de pesanteur au périnée, et fait des efforts inouïs pour rendre quelques gouttes d'une urine brûlante. La douleur occupe bientôt toute la région de la vessie, se répand dans l'urètre vers les reins, etc. Si au moyen de la sonde, habilement introduite, on ne débarrassait bientôt la vessie, on verrait survenir des nausées, des vomissements, la rupture de l'organe et la mort.

Lorsque la rétention d'urine se forme lentement, comme dans le cas d'inertie, de paralysie de la vessie, la distention de ses parois a lieu souvent et depuis longtemps sans qu'on soupçonne son existence. Les malades rendent, en effet, une petite quantité d'urine qui les soulage et éloigne d'eux l'idée de la rétention. L'hypogastre est tendu, mais non douloureux. Cependant l'état de paralysie de la vessie, devenant de plus en plus grave, l'urine ne s'écoule plus que par regorgement, l'action des fibres contractiles de cet organe est complétement anéanti.

On conçoit combien de nuances intermédiaires peuvent exister entre les deux genres de rétention d'urine que je viens de décrire, je ne m'étendrai pas davantage à ce sujet.

Traitement. — La première indication est d'évacuer l'urine. On y satisfait de différentes manières suivant les cas; quelquefois il faut sonder immédiatement le malade; dans d'autres circonstances, on cherche d'abord à combattre ou à éloigner, par des moyens convenables, les causes de la rétention; dans les cas les plus pressants, on est forcé de pratiquer de suite la ponction de la vessie, lorsque l'introduction de la sonde est complétement impossible. Le cathétérisme étant, dans la plupart des cas, le moyen auquel le praticien doit avoir recours pour soulager immédiatement son malade, il est évident qu'il devra s'occuper ensuite de ceux à l'aide desquels il détruira la cause de la rétention, soit qu'elle dépende de la paralysie de la vessie, de rétrécissements de l'urètre, etc.

INCONTINENCE D'URINE.

Cette affection est l'une des plus désagréables et des plus fâcheuses des voies urinaires, bien qu'en général elle ne s'accompagne pas de douleur : elle est caractérisée par l'écoulement involontaire de l'urine. Tantôt elle reconnaît pour cause le défaut de contractilité du col de la vessie, tantôt un excès d'énergie ou de sensibilité de la vessie elle-même.

L'incontinence d'urine se manifeste très-souvent chez les vieillards atteints de paralysie de vessie. Elle est alors la conséquence du régorgement qui a lieu lorsque ce réservoir membraneux est distendu outre mesure par une grande quantité d'urine. Ici, comme on le voit, l'incontinence ne doit être considérée que comme un symptôme avant-coureur de la rétention. En explorant l'hypogastre, on s'aperçoit, en effet, que la vessie forme au-dessus des pubis, une tumeur molle et non douloureuse qui ne peut tenir qu'à son développement exagéré.

L'enfance et la jeunesse sont sujets à cette maladie. On voit souvent de jeunes enfants rendre involontairement leurs urines. Dans certains cas, l'incontinence a lieu d'une manière continue, dans d'autres, elle ne se fait que la nuit. L'incontinence est alors due tantôt à l'absence d'équilibre entre la puissance contractile du corps de la vessie et celle de son col, tantôt à un état d'inertie général de cet organe.

L'incontinence d'urine s'observe chez les femmes arrivées sur la fin de la grossesse. Elle est alors causée : par la pression constante qu'exerce la matrice sur la vessie. Elle succède aussi quelquefois à la contusion qu'éprouve le col de cet organe pendant un accouchement laborieux. Enfin, cette maladie peut être encore la suite d'une apoplexie et surtout d'une affection de la moelle épinière. Elle survient à la suite de coups portés sur la région vésicale, de la masturbation, de l'abus de boissons, d'inflammations répétées du col de la vessie.

L'incontinence d'urine entraîne une foule d'inconvénients graves. Les vêtements des malades, incessamment mouillés par ce fluide, répandent une odeur infecte, et si des soins répétés et de la plus extrême nécessité ne sont pas pris par eux, l'urine détermine sur la peau des bourses et la partie interne des cuisses une inflammation érysipélateuse et des excoriations excessivement douloureuses.

Le traitement de l'incontinence d'urine, doit évidemment être basé sur les circonstances qui l'ont déterminée et varier d'après elles. L'incontinence qui reconnaît pour cause la paralysie du col de la vessie, chez les vieillards, est grave et toujours difficile à guérir. Les moyens auxquels j'ai recours avec le plus d'avantages, sont les bains froids, les lotions froides, les demi-lavements froids et stimulants, moyens auxquels j'associe avec grand avantage, les injections cantharidées. En attendant la guérison, il faut remédier aux inconvénients graves de l'incontinence d'urine, par des appareils légers, tels que des urinaux portatifs, des compresseurs de l'urètre, etc. C'est dans de pareilles circonstances que le génie du chirurgien doit s'exercer, car la plupart des instruments qui sont dans le domaine de la science, sont loin de remplir le but des malheureux malades.

L'incontinence d'urine incomplète guérit assez ordinairement par les moyens que nous venons d'indiquer. L'introduction habile de la sonde m'a suffi même pour la faire cesser, en réveillant la sensibilité du col, surtout chez les jeunes enfants. Dans d'autres circonstances, j'ai retiré de grands avantages des injections stimulantes. Lorsque l'incontinence est due à un excès de sensibilité et de contractilité du corps de la vessie, les bains, les lotions émollientes, les injections adoucissantes, les boissons diurétiques et mucilagineuses, etc, sont les moyens les plus propres à la faire cesser.

FAIBLESSE ET PARALYSIE DE VESSIE.

Les fibres contractiles de la vessie, peuvent, dans certaines circonstances, être frappés d'atonie et de paralysie. Cet organe ne peut plus alors se débarrasser de l'urine qu'il reçoit.

La faiblesse ou l'atonie de la vessie, est caractérisée par la difficulté qu'éprouve le malade d'expulser les urines, bien que l'urètre soit parfaitement libre et que la sonde le parcoure facilement. Dans ce cas, l'urine s'écoule avec lenteur, la vessie se vide incomplètement, et, au bout de quelques instants, le malade éprouve de nouveaux besoins qu'il satisfait tout aussi difficilement et qui ne tardent pas à se manifester de nouveau.

L'état dont il s'agit s'observe assez souvent chez les enfants grêles et lymphatiques, chez lesquels le système musculaire n'a point pris de développement, on le remarque aussi chez les vieillards débiles. Lorsqu'on examine la membrane musculaire de cet organe, chez les premiers, on y reconnaît à peine les faisceaux fibreux qui sont toujours extrêmement minces et pâles. Dans la vessie des vieillards, on reconnaît qu'ils sont également amincis et que la distension qu'ils ont subie, a dû diminuer extrêmement leur puissance contractile.

Lorsque la vessie cesse complétement d'agir, il y a alors paralysie. Les urines retenues dans la vessie s'y accumulent et forment une tumeur globuleuse au-dessus du pubis, et ne peuvent en sortir que lorsqu'on introduit une sonde dans cette cavité.

Les causes qui donnent lieu à la faiblesse de la vessie, favorisent évidemment le développement de la paralysie. Mais cette dernière en reconnaît encore d'autres, telles que les affections du cerveau ou de la moelle épinière, la distension forcée de la vessie, par suite de la mauvaise habitude de retenir les urines, l'inflammation, les rétrécis-ements, l'abus du coït, les influences rhumatismales et goutteuses, le développement de tumeurs sur le trajet des nerfs qui se rendent à la vessie, les fièvres de mauvais caractère, etc.

La paralysie de la vessie est beaucoup plus fréquente dans la vieillesse qu'à tout autre âge de la vie ; mais tous les vieillards n'y sont pas également disposés. Ceux qui sont d'une constitution débile, qui ont passé leur vie dans le cabinet, qui se sont occupés de travaux qui les rendaient sédentaires, ceux qui par négligence ont toujours attendu longtemps pour accomplir la fonction d'uriner, qui n'ont jamais vidé complétement leur vessie; ceux qui par paresse, pour éviter de se lever la nuit, ont pris l'habitude d'uriner en se plaçant sur le côté, ou en restant sur le dos, y sont particulièrement exposés. Les vieillards qui se livrent à l'intempérance des boissons et qui habituent leur vessie à une grande dilatation, contractent aussi facilement la paralysie de cet organe.

C'est souvent et même presque toujours par gradation que la paralysie s'accomplit dans ces cas. Elle commence en effet par une faiblesse dont les malades ne s'aperçoivent pas, parce que le jet de l'urine est toujours large. Mais pour peu qu'on y fasse attention, on reconnaît bientôt que la force impulsive de la vessie a diminué; l'urine au lieu de s'élancer au loin en formant une arcade, sort perpendiculairement entre les cuisses et tombe même quelquefois sur les chaussures des malades. Ils ne sentent plus la dernière contraction qui se manifeste quand la vessie est complétement vidée. Lorsqu'ils se présentent pour uriner, l'émission de l'urine se fait attendre un certain temps; elle commence par couler goutte à goutte. Bientôt la paralysie augmente et les malades font des efforts considérables pour se débarrasser de leurs urines. S'ils se sont livrés à quelque excès de boissons spiritueuses, ou même s'ils ont bu de la bière avec abondance, la distension de la vessie s'opère rapidement, épuise le reste de ses forces et aucun effort ne peut déterminer l'émission de l'urine.

Lorsque la rétention est incomplète, elle n'occasionne point en général de douleurs très-vives. La vessie se débarrasse à la longue, goutte à goutte et par regorgement. Si les malades alors n'ont pas de suite recours à l'art, il est évident qu'en perpétuant ainsi la durée de leur mal, ils le rendent tout à fait incurable.

Traitement. — Le traitement de la paralysie de vessie doit varier suivant les causes qui y ont donné lieu.

Lorsqu'il ne s'agit que d'une faiblesse organique chez les enfants, le cathétérisme suffit quelquefois seul pour ranimer l'action de la vessie. J'ai recours à quelques injections légèrement stimulantes, lorsque la sonde ne paraît pas suffire. Je ne donne aux malades qu'une petite quantité de boissons, et j'ai soin surtout de ne point les faire boire le soir, de peur que pendant le sommeil l'urine ne s'accumule dans la vessie, ne la distende et n'épuise sa force contractile. Je seconde ces moyens, par un régime fortifiant, l'exercice et l'usage des amers.

Lorsqu'il s'agit de remédier à la paralysie incomplète chez les vieillards débiles, le cathétérisme est encore le moyen dont je me sers avec le plus d'avantage. Le besoin fréquent d'uriner exige que je leur apprenne à se sonder eux-mêmes, afin que la vessie ne soit jamais distendue par l'urine, et qu'elle se vide toujours complétement. Les injections faites avec des préparations de quinquina, des astringents, les injections cantharidées m'ont rendu de grands services dans ma pratique; les bains et les lotions froides raniment facilement la contractilité de la vessie.

Je recommande toujours aux malades de ne jamais uriner couchés, d'obéir au premier avertissement qu'ils éprouvent. Sans cette précaution, le peu de tonicité qui reste à la vessie est bientôt surmonté par l'accumulation de l'urine, et la rétention devient complète.

CYSTITE, CATARRHE AIGU DE LA VESSIE.

On désigne sous ce nom l'inflammation aiguë de toutes les membranes de la vessie. Celui de catharre vésical est particulièrement réservé à l'inflammation de la tunique muqueuse de cet organe.

La cystite succède dans une foule de circonstances à l'opération de la taille à des coups sur la région hypogastrique et à des plaies qui intéressent la poche urinaire. On la voit se développer à la suite d'un accouchement laborieux, à l'usage immodéré des boissons. Celui des cantharides, la produit fréquemment. La présence des calculs dans la vessie peut la déterminer, surtout quand les individus ont fait de longues courses à cheval, ou en voiture; enfin il est démontré que la suppression d'une hémorrhagie d'un exutoire accoutumé, que la rétrocession de la goutte, d'une dartre, etc., peuvent y donner lieu.

Les symptômes de la *cystite aiguë* sont, une sensibilité extrême de la région vésicale, des douleurs vives à la moindre pression; des envies d'uriner fréquentes et très-douloureuses ; les malades rendent avec une peine inouïe quelques gouttes d'urine âcre et brûlante. La vessie distendue s'élève au-dessus du pubis et y forme une tumeur rénitente. Lorsque les accidents se prolongent, le corps se couvre d'une sueur qui exhale l'odeur urineuse, les envies d'uriner se multiplient. Le ténesme vésical et des pesanteurs sur le rectum se manifestent. Enfin les malades éprouvent des élancements continuels, leur anxiété est extrême, et si l'art ne vient à leur secours, ils ne tardent pas à tomber dans l'état adynamique, résultat de la suppuration ou de la gangrène de la vessie, et la mort ne tarde pas à arriver.

Le traitement de la cystite aiguë, varie suivant les périodes de la maladie où le médecin est appelé. Au début les saignées générales, les bains tièdes, les bains de siége émollients, les lotions émollientes sur la région hypogastrique, les boissons adoucissantes, en petite quantité, la diète sévère, sont les moyens les plus propres à combattre l'inflammation. Lorsque la rétention d'urine vient compliquer les accidents, il faut de suite pratiquer le cathétérisme et débarrasser la vessie Il serait évidemment absurde d'attendre que la vessie se distendît davantage, qu'elle épuisât ses forces contractiles, et que l'urine devenue plus âcre par un séjour prolongé dans sa cavité, augmentât l'irritation. Mais doit-on laisser la sonde à demeure, sous prétexte d'empêcher une nouvelle accumulation de l'urine. Le contact de la sonde avec les parois enflammées de la vessie a des inconvénients graves, et je suis d'avis qu'il vaut mieux répéter plusieurs fois le cathétérisme pour soulager le malade. Cependant il arrive quelquefois que cette opération devient elle-même une cause d'irritation telle que le chirurgien ne peut plus parvenir à réintroduire la sonde, et que la ponction de la vessie est indispensable. On ne saurait donc établir ici une regle rigoureuse de conduite pour le chirurgien. Il devra se guider d'après l'état de sensibilité générale du malade, et l'irritabilité de l'organe affecté.

Lorsque la cystite paraît être le résultat de la suppression d'un exanthème cutané, d'un rhumatisme, etc., il faut chercher à rappeler immédiatement ces affections dans les points qu'elles occupaient. On a recours alors aux dérivatifs, tels que vésicatoires, frictions ammoniacales, etc... Le succès qu'on se propose est toujours subordonné au temps qui s'est écoulé depuis leur disparition ; il est donc essentiel de ne point perdre de temps.

CATARRHE CHRONIQUE.

Cette maladie a pour caractère essentiel la formation d'une humeur épaisse et filante, sécrétée par la membrane muqueuse de la vessie.

Le catarrhe chronique se remarque particulièrement dans les pays humides tels que l'Angleterre. Les marins paraissent en être particulièrement atteints. Peut-être devrait-on chercher de préférence la raison de cette fréquence dans l'abus qu'ils font des liqueurs fermentées.

Les individus qui exercent des professions qui les tiennent constamment assis, sont aussi très-souvent exposés au catarrhe vésical. L'habitude qu'ils ont de résister longtemps au besoin d'uriner, rend compte de cette disposition. La membrane muqueuse de la vessie subissant le contact prolongé de l'urine, s'irrite en même temps que l'organe se distend, et un travail inflammatoire chronique en devient la conséquence inévitable.

Le catarrhe vésical se montre surtout chez les vieillards, dont il est une des infirmités les plus fréquentes. Il est presque toujours accompagné de rétrécissement de l'urètre. Mais lorsqu'on remonte à l'époque des premiers dérangements de l'excrétion de l'urine, on reconnaît que les obstacles à la liberté du canal ont en général précédé l'apparition du catarrhe; de sorte qu'il est tout à fait rationnel de considérer les rétrécissements comme une des causes les plus fréquentes du catarrhe chronique.

Le catarrhe vésical se développe quelquefois sous l'influence d'un changement brusque de température, par suite de l'ingestion d'une boisson froide lorsque le corps est en sueur. Il succède assez souvent à des injections intempestives dans la vessie, à l'abus du coït, à l'emploi des cantharides. Il est dans un grand nombre de cas la complication malheureuse de la pierre; enfin on le voit survenir à la suite de la disparition de la goutte, des rhumatismes, des dartres, etc.

Cette maladie peut se manifester subitement sans s'être annoncé par aucun symptôme; ses premiers phénomènes ont alors un caractère d'acuité, mais durent peu de temps lorsqu'elle revêt de suite la forme chronique, ce qui est le plus ordinaire.

L'urine rendue par les individus atteints de catarrhe chronique a perdu sa transparence, et offre des modifications importantes à noter. Chez un grand nombre elle devient lactescente; chez d'autres elle prend une couleur fauve et se trouve mêlée à du sang. Son odeur est ammoniacale pénétrante; si on élève la température, elle devient légèrement acide. Lorsqu'on la laisse déposer, elle se divise en deux portions, l'une plus considérable qui surnage, l'autre de consistance glutineuse, qui se précipite et s'attache aux parois du vase. La quantité de l'humeur muqueuse varie suivant une foule de circonstances; elle diminue lorsque la maladie reprend un caractère aigu.

Le catarrhe chronique de la vessie est difficile à guérir, et demande des soins intelligents et persévérants. Il peut, en effet, se prolonger plusieurs mois et même plusieurs années, et devenir, si le malade est négligent, une infirmité tout à fait incurable.

Lorsque la maladie a duré longtemps, l'altération consiste dans un épaississement plus ou moins considérable de la muqueuse; les vaisseaux sanguins environnants sont extrêmement dilatés. Dans d'autres cas, la vessie est revenue sur elle-même; elle est rapetissée, et présente des rides nombreuses qui forment des espèces de loges dans lesquelles se dépose quelquefois la matière calcaire de l'urine.

Si l'individu atteint de catarrhe de vessie, exerce une profession sédentaire, il est essentiel qu'il y renonce pendant quelque temps; il devra obéir toujours immédiatement au besoin d'uriner; si l'urine, après s'être élancée, vient à s'arrêter brusquement, il devra s'abstenir de faire de violents efforts, pour l'expulser. Il suffit quelquefois d'un simple changement de position pour que le jet se rétablisse; lorsque la vessie ne peut se vider complétement par ses propres forces, il faut avoir recours à la sonde. J'ai coutume dans ce cas, d'habituer les malades à l'introduire plusieurs fois par jour, selon les règles que j'indique, afin de satisfaire le besoin d'uriner.

Parmi les moyens que je regarde comme les plus propres à guérir le catarrhe de vessie, je signalerai pardessus tout la méthode des injections, tantôt stimulantes, tantôt émollientes; la grande habitude que j'en ai acquise par une pratique persévérante, m'a fait dans presque tous les cas triompher des obstacles qu'avaient rencontrés, chez plusieurs malades, certains praticiens qui avaient considéré l'affection comme incurable.

Je ne néglige pas les moyens internes que j'approprie à la condition de chaque malade ; je me sers avantageusement des astringents, des délayants et des diurétiques ; je mets mes consultants atteints de *catarrhe chronique*, à l'usage de légers laxatifs, à une diète lactée, à une exerce modérée. J'ai l'habitude d'accompagner leur traitement des conditions hygiéniques les plus favorables à leur tempérament, à leur constitution, ainsi qu'à la guérison prompte et sûre de leur affection.

DES RÉTRÉCISSEMENTS DE L'URÈTRE.

Le nom sous lequel cette maladie est désignée, indique assez qu'un obstacle au cours de l'urine, existe dans le canal de l'urètre.

Il y a deux espèces de rétrécissements. L'une comprend les rétrécissements spasmodiques ou passagers, l'autre les rétrécissements permanents. Les premiers, qu'on observe le plus rarement, sont dus à un état nerveux du canal qui se développe ordinairement sous l'influence d'une inflammation accidentelle de l'urètre. Les seconds sont le résultat de brides ou indurations de la membrane muqueuse et des tissus sous-jacents.

On rencontre les rétrécissements spasmodiques, chez les individus très irritables. Ils se développent sous l'influence des excès de table, l'abus du coït. Ils accompagnent souvent un écoulement blennorrhagique. Le cathétérisme intempestif les produit quelquefois.

Les rétrécissements peuvent occuper plusieurs points de l'étendue du canal. On s'aperçoit souvent de leur existence par les indurations qu'on sent au toucher, à travers ses parois. Leur siége le plus ordinaire est à la courbure sous-pubienne et au delà. Ils peuvent néanmoins se manifester dans la portion de l'urètre qui s'étend de ce point au méat urinaire. Leur nombre varie. Tantôt on n'en trouve qu'un, tantôt il en existe trois, quatre, cinq. J'en ai rencontré jusqu'à huit chez le même individu. Il est à remarquer que lorsqu'il y a plusieurs rétrécissements, le plus ancien est assez ordinairement le plus rapproché du col de la vessie. Il est aussi le plus étroit et le plus long.

La durée des rétrécissements influe sur leur épaisseur. Il est positif que plus ils sont anciens plus ils acquièrent de densité et plus ils offrent de résistance lorsqu'on pratique le cathétérisme.

Les rétrécissements de l'urètre ont pour effet d'empêcher plus ou moins l'excrétion de l'urine et l'émission du sperme. Ainsi la première est projetée au dehors par un jet moins long, vrillé ou bifurqué. Le sperme n'est point lancé au moment de l'orgasme voluptueux, il sort en bavant et souvent il en reste derrière l'obstacle une partie qui finit par sortir au bout de quelques minutes. Lorsque les malades se livrent à un excès de boisson ou de coït qui ranime l'irritation dans le canal, la coarctation devient plus grande et peut donner lieu à une rétention d'urine. L'exercice du cheval produit aussi quelquefois cet accident. On voit assez souvent reparaître dans ces circonstances, des écoulements blennorrhagiques qu'on croyait guéris depuis longtemps.

La manière dont l'urine est projetée au dehors, peut déjà faire présumer le point du canal qu'occupent les rétrécissements et leur nombre. Lorsqu'il n'en existe qu'un et qu'il n'a pas son siége près du col, le jet de l'urine peut être assez fort, mais il est ordinairement bifurqué ou tournoyant. Lorsqu'il y a plusieurs rétrécissements, l'urine n'est plus lancée au loin, elle tombe presque entre les jambes du malade. Enfin quand le nombre des rétrécisements est considérable, on voit quelquefois survenir l'incontinence d'urine.

Une dernière observation me reste à faire sur l'état dans lequel se trouve la membrane muqueuse de l'urètre derrière les rétrécissements. L'urine s'y accumule presque constamment, irrite par son contact cette membrane et la rend le siége d'une fluxion plus ou moins forte qui l'épaissit et la fait suppurer. Dans la portion prostatique de l'urètre, l'orifice des follicules muqueux est très-dilaté. La prostate augmente de volume, de là du ténesme et un sentiment de pesanteur vers l'anus. Il résulte encore de cette fâcheuse disposition des rétrécis-ements, que les efforts que les malades font pour expulser l'urine dilatent la portion prostatique de l'urètre, et que le col de la vessie s'élargit à un tel point que les malades ne peuvent plus retenir l'urine et qu'elle s'écoule constamment goutte à goutte à travers les rétrécissements. Enfin la prostate se désorganise, elle tombe en suppuration et la mort arrive après des souffrances horriblement prolongées.

Les accidents graves dont nous parlons, ne sont pas les seuls que peuvent produire les rétrécissements, ils donnent lieu souvent aussi à des abcès urineux qui sont suivis de fistules. Ils déterminent la distension de la vessie, sa dilatation partielle, son hypertrophie, sa rupture, le catarrhe chronique, les calculs, etc...

Le traitement des rétrécissements de l'urètre est basé sur deux méthodes fondamentales. Dans l'une, on cherche à dilater progressivement le canal dans le point rétréci. Dans la seconde, on détruit l'obstacle au cours des urines, au moyen de la cautérisation. J'ai rencontré dans chacune de ces deux méthodes des avantages particuliers. L'homme de l'art instruit et habile praticien, peut seul déterminer dans quel cas l'un est préférable à l'autre. Ce serait dépasser les bornes que je me suis prescrites, que d'entrer dans plus de détails. Je renvoie mes lecteurs à mon *Manuel des maladies des voies urinaires*, où la question est discutée avec soin ainsi que celle relative aux différents moyens qui constitue la méthode que j'emploie pour la destruction des rétrécissements.

DES FISTULES URINAIRES.

On donne le nom de *fistules urinaires* à des ulcères en forme de canal étroit plus ou moins profond, qui succèdent à des abcès déterminés par la filtration de l'urine dans les tissus, lorsque les réservoirs ou les conduits de ce fluide ont été rompus.

Les fistules des reins et des uretères, s'observent rarement, et cela est fort heureux, car l'art ne peut rien contre elles. Lorsque les malades parviennent à guérir, c'est toujours par des circonstances fortuites.

Les fistules de la vessie surviennent lorsque cette poche membraneuse a été distendue outre mesure par l'urine, et qu'elle s'est rompue dans un de ses points. Elles surviennent aussi à la suite de blessures graves de ces organes, à la suite des accouchements laborieux ; chez les femmes, les affections cancéreuses du vagin peuvent donner naissance à des fistules. L'urine s'infiltre alors dans les tissus, y forme des dépôts ; on les voit s'ouvrir tantôt à l'hypogastre, tantôt dans les aines, à l'ombilic, dans le vagin. Des crevasses s'établissent et livrent passage à l'urine dont le contact incessamment irritant, empêche la cicatrisation.

Mais de toutes les fistules des voies urinaires, les plus fréquentes sont sans contredit celles qui affectent l'urètre. Elles reconnaissent pour causes les plus ordinaires les rétrécissements négligés de ce canal, la présence d'un calcul qui en détermine l'occlusion pendant un certain temps ; les blessures directes, les fausses routes faites par des mains inhabiles, les contusions du périnée, etc.

Le traitement des fistules varie évidemment suivant l'organe qu'elles occupent. Le but qu'on se propose dans tous les cas est de rétablir le cours naturel et régulier de l'urine et de l'empêcher de pénétrer dans les trajets fistuleux. Dans le canal de l'urètre, j'y suis toujours parvenu au moyen de l'urétroplastie aidée des sondes et des bougies laissées en place quelque temps, du repos absolu, des boissons émollientes, d'un régime convenable, etc....

<hr>

DE L'HÉMATURIE.

L'hématurie est une affection dans laquelle les malades rendent par l'urètre une quantité plus ou moins considérable de sang pur, ou mêlé à l'urine. On la distingue en *rénale*, *urétérique* et *vésicale*, suivant que le sang provient des reins, des uretères ou de la vessie.

L'hématurie est idiopathique ou symptomatique. Dans la première, sa cause agit immédiatement sur la partie d'où le sang s'exhale. Dans la seconde, au contraire, la cause de l'hématurie se rattache à des lésions de différente nature qui par leur progrès ont déterminé la rupture des vaisseaux sanguins ou une congestion telle que le sang transsude à travers ces vaisseaux, mais il n'est pas toujours facile de distinguer ces deux espèces d'hématurie.

Les maladies à la suite desquelles on voit survenir l'hématurie sont l'inflammation des reins, celle de la vessie, leur ulcération, les affections calculeuses de ces organes, les fongus de la vessie, etc., les chutes, les contusions sur la région lombaire, l'hypogastre ou le périnée, l'usage des cantharides peuvent lui donner lieu. Elle apparaît quelquefois aussi à la suite de la suppression du flux hémorrhoïdal et menstruel. Je l'ai vue se manifester dans une circonstance, après la suppression brusque d'un écoulement aigu par l'usage de l'un de ces médicaments héroïques vantés par les charlatans.

D'où provient le sang qui s'est écoulé par l'urètre? est-ce des reins, des uretères, de la vessie où de l'urètre lui-même ? Nous ne pouvons nous appuyer dans les trois premiers cas, pour établir le diagnostic, que sur les signes tirés des altérations organiques dont l'hématurie est neuf fois sur dix le symptôme.

L'hémorrhagie de l'urètre peut en imposer dans quelques circonstances et faire croire à l'hématurie. Il suffit pour se garantir de toute erreur, de remarquer que dans le cas d'hémorrhagie par l'urètre, le sang s'écoule par le canal sans être mélangé à l'urine et sans que le malade eût éprouvé le besoin d'expulser ce fluide.

La quantité de sang que les malades peuvent rendre dans l'hématurie est quelquefois assez considérable, mais l'hémorragie rarement amène la mort. Les malades éprouvent quelquefois de la douleur, des envies fréquentes d'uriner, le sang sort goutte à goutte ; dans d'autres circonstances il sort abondamment et sans causer de souffrance. Enfin il est des cas dans lesquels le sang se coagule dans la vessie, s'arrête dans le canal et s'oppose à l'expulsion de l'urine. On est obligé d'avoir recours à la sonde pour en rétablir le cours. Dans ces circonstances, le sang se forme en caillots noirâtres, se moule sur le canal et représente assez volontiers des sangsues ou des vers.

Le traitement de l'hématurie consiste dans l'emploi des moyens propres à attaquer la maladie dont elle est le symptôme. Le praticien doit donc chercher à la reconnaître.

Lorsque le sang qui s'écoule est peu abondant, je me borne à prescrire le repos, les boissons émollientes, les quarts de lavements froids, la position horizontale. J'ai d'autres fois recours aux bains frais, aux lotions froides sur l'hypogastre, les lombes, le périnée. Quand les phénomènes inflammatoires accompagnent l'hématurie. Je pratique la saignée générale, et cherche à arrêter l'écoulement sanguin par les applications d'eau froide sur l'hypogastre, la glace pilée sur la région lombaire, le ventre et la partie interne des cuisses, les injections froides dans la vessie, c'est dans ces cas que je me sers avantageusement du *compresseur urétral*, pour arrêter la marche de l'hématurie.

⸺⸺◆⸺⸺

CONSIDÉRATIONS GÉNÉRALES

SUR

LES MALADIES DES VOIES URINAIRES
Servant de Corollaire à cet Ouvrage.

Pour peu qu'on suive avec attention l'exposé auquel je me suis livré, on comprendra quelle influence les maladies de l'appareil urinaire exercent sur l'ensemble des fonctions, combien elles peuvent en entraver la marche, à quelle déplorable existence elles réduisent ceux qui en sont atteints et à quelle fin misérable elles les conduisent.

Je rappellerai donc ici la division que j'ai établie en commençant ce travail. J'ai considéré les maladies des voies urinaires relativement à l'organe sécréteur de l'urine et relativement aux organes excréteurs. Les premières atteignant la source dans laquelle le fluide excrémentitiel se forme, ont une gravité beaucoup plus grande que les secondes. D'abord elles se manifestent presque constamment d'une manière aiguë, détruisent en peu de temps le tissu de l'organe de sécrétion, s'accompagnent de fièvre, de phénomènes sympathiques ; en second lieu elles arrêtent immédiatement la fonction épuratoire des reins, suspendent la formation de l'urine et forcent les matériaux qui devaient être éliminés du sang à circuler dans l'économie pendant un temps plus long que les lois physiologiques ne le comportent.

Alors arrive l'état inflammatoire aigu, il n'est pas le seul accident grave à redouter. L'art possède même, quand il est appliqué à temps et à propos, des moyens énergiques à l'aide desquels on peut espérer de les combattre avec plus ou moins d'avantage. En est-il ainsi, lorsque la maladie aiguë est devenue chronique, ou lorsqu'elle a revêtu cette forme de prime abord ? Assurément non. — Voici ce qui arrive :

Tantôt la phlegmasie chronique a pour effet de produire dans les reins des concrétions salines, plus ou moins abondantes qui s'y implantent, écartent d'abord la trame des tissus, s'y logent, puis deviennent pour elle, une cause incessante d'irritation à la suite de laquelle ils s'érodent et se détruisent. Tantôt la phlegmasie chronique, au lieu de former les concrétions salines dont il s'agit, détermine dans les uns une fluxion sanguine excessive amène, leur développement extraordinaire, les constitue à l'état de tumeurs plus ou moins bosselées, inégales, douloureuses, qu'on finit par reconnaître, mais trop tard à travers les parois de l'abdomen. Lorsque le mal est arrivé à ce point, dans quel état se trouvent les reins ? Chez les malheureux qui ont succombé, on rencontre des granulations rouges dans le tissu de ces organes, une hypertrophie inflammatoire de ce tissu, des foyers de suppuration nombreux, des tubercules quelquefois, des hydatides, etc., etc.

Faut-il parler maintenant des désordres subis par la fonction urinaire ? Que peuvent des organes aux prises avec de telles détériorations. Voici ce qui se passe. Le sang mal élaboré ne peut se débarrasser des éléments alibiles qu'il contient, et les rejette de toute nécessité dans le torrent de la circulation. La nutrition, qui ne peut s'accomplir qu'à l'aide de règles physiologiques méthodiques, cesse de s'opérer. La répartition de ces matières alibiles, qui ne trouvent plus moyen de s'évacuer, se fait dans les différents organes, gêne leur mécanisme, entrave leurs fonctions. L'économie dans son ensemble éprouve des troubles qui s'annoncent par une foule d'irrégularités. C'est ainsi que l'estomac perd sa sensibilité dissolvante, que les intestins éprouvent des dérangements incessants et n'absorbent plus que des sucs imparfaits; que le système nerveux perd sa sensibilité exquise et ne saurait plus exciter le jeu des autres organes ; que le cerveau subit un affaiblissement notable, que les fonctions de cet organe éprouvent des perturbations infinies qui portent d'une manière plus ou moins inégale sur l'intelligence, les sentiments et les passions ; *que les organes de la génération s'anéantissent,* et que les malheureux malades, aux prises avec des tourments de toute espèce, devenus à charge à eux-mêmes et aux autres, finissent par regarder la mort comme le terme de leurs maux, et conséquemment comme un bienfait.

Au milieu de tous ces désordres, la fonction urinaire s'accomplit de la manière la plus déplorable. Les urines troubles, de couleur variée, arrivent dans la vessie mal élaborées, et révèlent la souffrance des reins. Quelquefois elles deviennent purulentes, chargées de sang, et leur aspect avertit, à chaque instant du jour, le pauvre patient du sort qui l'attend, et auquel il ne pourra se soustraire, ni par les secours de l'art, ni à l'aide de la résignation qui le détermine, mais trop tard, à supporter les moyens plus ou moins pénibles, quelquefois même cruels à l'aide desquels on cherche à le soulager.

Avec quel soin, avec quelle sollicitude ne doit-on pas s'occuper des premiers symptômes qui avertissent que les reins ont dû éprouver quelque gêne dans leur fonction ?

Il est une maladie, la gravelle, par exemple, dont les malades se préoccupent assez peu, malgré le danger dont elle les menace. Cette affection n'avertit sérieusement dans les cas les plus ordinaires qu'une ou deux fois dans l'année ceux qui en sont atteints ; elle donne lieu à une crise cruelle, à la suite de laquelle le malade, après avoir rendu un ou deux graviers, se croit débarrassé, oublie qu'il a souffert, et que son ennemi travaille incessamment à provoquer de nouvelles souffrances et à miner ses reins. Rappelez-vous donc constamment que les premières atteintes de la gravelle méritent l'attention la plus sérieuse ; que si vous laissez cette maladie gagner du temps, elle deviendra incurable ; qu'elle accumule incessamment ses productions morbides dans les organes sécréteurs de l'urine ; qu'elle tend à y établir des carrières, qui ont pour effet de détruire leur tissu, et qui vous préparent une agonie longue et une mort cruelle. Et, d'ailleurs, ne doit-on pas songer à la difficulté que la nature éprouve à se débarrasser d'un calcul qui se forme dans les reins ? il faut qu'il chemine le long de ces conduits grêles et étroits qu'on appelle les uretères. Ne peuvent-ils pas s'y présenter sous un diamètre qui ne leur permette pas de passer ? Leurs aspérités ne peuvent-elles pas en déchirer les tissus, provoquer un travail inflammatoire qui rende leur cheminement tout à fait impossible. Qu'arrivera-t-il alors ? l'urine qui se trouve arrêtée dans les reins s'y accumule, car elle se forme incessamment ; elle les distend, les enflamme, provoque la suppuration, la perforation des uretères et l'épanchement de l'urine dans le ventre, une péritonite mortelle, la gangrène, etc.

Que si vous êtes favorisé de telle façon que les calculs puissent arriver dans la vessie, ne peuvent-ils pas devenir le noyau de pierres qu'il faudra détruire plus tard, alors que vous aurez été minés par la souffrance au moyen d'opérations cruelles, etc.

Voyons maintenant ce qui se passe quand les organes excréteurs sont le siége des maladies de l'appareil urinaire ?

L'inflammation aiguë de la vessie peut, nonobstant les secours de l'art, donner lieu à une rétention d'urine mortelle. Elle peut conduire à la nécessité de la ponction de la vessie ; mais c'est surtout l'inflammation chronique de cet organe dont il faut redouter les effets funestes. Cette maladie, désignée sous le nom de *catarrhe*, a pour effet de ruiner la membrane muqueuse vésicale ; elle détermine l'épaississement des parois de la poche urinaire, son raccornissement ; elle arrête le jeu de sa contraction, produit des ulcérations graves, quelquefois des fistules qui s'ouvrent dans le rectum et deviennent incurables. Elle favorise le développement de la pierre, laquelle pourtant est dans le plus grand nombre des cas une de ses causes les plus directes. Lorsqu'il y a alliance de ces deux affections, on comprend combien il importe de hâter le moment de l'opération. Tout retour tend à compromettre les chances de succès. Ce n'est pas tout d'ôter la pierre de la partie dans laquelle elle est implantée, il faut le faire avant que cette épine ne l'ait désorganisée, et n'ait détruit toutes les chances de guérison.

La paralysie de la vessie, lorsqu'elle n'est due qu'à une débilité de l'organe, est une incommodité gênante plutôt qu'une maladie grave ; mais lorsqu'elle est liée à une affection catarrhale, on conçoit par ce qui vient d'être dit de quelle importance il est de s'en occuper. Il en est de même de l'incontinence d'urine, infirmité dégoûtante, incessamment fatigante, qui rend le malade un objet désagréable pour lui comme pour ceux qui l'entourent ; qui provoque l'érosion des bourses, de la partie supérieure des cuisses, quels que soient les soins de propreté ; qui réduit le patient à l'isolement, empêche ses communications par rapport à l'odeur infecte qu'il répand autour de lui.

Les maladies du canal de l'urètre semblent, d'après ces hideux tableaux, devoir jouer un rôle bien secondaire dans les considérations générales auxquelles je me suis livré, et cependant à combien d'accidents déplorables ne conduisent-elles pas ? Nées presque constamment de la répétition d'une maladie vénérienne qu'on désigne vulgairement sous le nom de *chaudepisse*, et qu'on a le grand tort de négliger, le plus souvent elles sont caractérisées par des brides inflammatoires, qui s'indurent plus ou moins fortement, et qui apportent un obstacle plus ou moins complet à l'émission de l'urine. Savez-vous ce qui en résulte, le voici : Dans certains cas les rétrécissements déterminent des fistules urinaires ou perforations de l'urètre, accompagnées de dépôts. Lorsque ces fistules existent dans la portion libre de ce canal, elles peuvent être guéries par les ressources de l'art : mais quand elles intéressent la vessie, la difficulté devient plus grande, et il faut un traitement long. Quand elles se compliquent de perforation au rectum, elles sont presque toujours incurables.

Les rétrécissements s'accompagnent très-souvent de lésion de la glande prostate. On se rappelle en effet que cette glande enveloppe le col de la vessie et forme en quelque sorte la première partie de l'urètre. L'urine, incessamment refoulée vers la vessie à cause des obstacles qu'elle rencontre dans la continuité de ce canal, irrite incessamment ses parois ; c'est surtout lorsque les rétrécissements occupent la partie voisine du col que cela arrive. Alors elle se gonfle, s'enflamme ; ses conduits, qui s'ouvrent à la surface du canal, s'érodent, et si le travail inflammatoire se prolonge, l'induration arrive, ou ce qui est plus grave, la suppuration. Dans le premier cas, la paralysie de la vessie en est souvent la conséquence ; dans le second, la résorption purulente amène l'amaigrissement et la mort. Enfin, les conduits éjaculateurs qui s'ouvrent sur les côtés du *veru montanum* participent à l'inflammation, leurs orifices se boursoufflent, s'endurcissent, et il en résulte dans certains cas l'*impuissance*, et dans d'autres *des pertes séminales* souvent difficiles à guérir.

Les rétrécissements ont encore d'autres graves inconvénients quand ils sont nombreux et quand ils ont duré longtemps. L'urine ne pouvant sortir librement, le malade fait des efforts prodigieux pour l'expulser, l'obstacle ne peut être vaincu, la vessie épuise ses forces, perd sa tonicité, et arrive ainsi au bout d'un certain temps à la paralysie de son corps. D'un autre côté, le col distendu par le flot de liquide que les efforts du malade cherchent en vain à pousser au delà du rétrécissement, se dilate outre mesure, perd sa force contractile, et il en résulte une incontinence d'urine plus ou moins difficile à guérir par la suite.

Tels sont d'une manière générale les accidents et les inconvénients graves auxquels sont exposées les personnes atteintes des *diverses maladies des voies urinaires* dont j'ai esquissé le tableau. On voit qu'il n'est aucune d'elles qui ne mérite la plus vive sollicitude, la plus scrupuleuse attention, soit qu'elles se présentent à l'état aigu, soit qu'elles se montrent à l'état chronique, soit qu'elles intéressent directement les organes sécréteurs de l'urine, soit qu'elles portent leur action sur ceux qui sont chargés d'expulser ce fluide.

J'aurais pu ajouter quelques mots sur la gravité de l'hématurie ou pissement de sang ; mais je me suis contenté de faire observer que lorsque cette affection est idiopathique, que lorsqu'elle existe dans les vaisseaux de la vessie même, qu'elle ne se rattache pas à une lésion des reins, il est rare qu'elle entraîne des accidents graves ; l'art parvient presque toujours à s'en rendre maître. Mais lorsqu'elle est liée à l'altération pathologique des reins, elle est un des symptômes de la maladie de ces organes, et comporte un traitement spécial. C'est à eux et sur eux que doivent être adressés tous les moyens que le praticien met en usage dans l'intérêt du rétablissement de la santé de son malade.

SPERMATORÉE. — PERTES SÉMINALES.
POLLUTIONS DIURNES ET NOCTURNES. — IMPUISSANCE.

La Spermatorée, c'est-à-dire l'écoulement involontaire du fluide spermatique hors l'état de coït, est une maladie ancienne et très-connue des temps reculés ; Hippocrate, dans ses *Epidémies*, en rapporte plusieurs observations, toutes fort remarquables.

Pour bien tracer la nosographie de la Spermatorée, je la diviserai en pollutions diurnes et nocturnes, et en pertes séminales proprement dites.

Par pollutions diurnes ou nocturnes j'entends toute émission de semence le jour ou la nuit avec sentiment, rêve voluptueux, sensation nerveuse, ou attouchement.

Par perte séminale, j'entends tout écoulement du fluide spermatique, involontaire, sans attouchement, sans excitation, sans volupté.

Les hommes seuls sont atteints de cette affection ; les femmes en sont exemptes, par la raison quelles fécondent seulement, mais quelles n'engendrent pas.

Cette maladie est plus commune dans les pays chauds que dans les pays froids : l'ardeur de la température, le feu des boissons fermentiscibles, la vigueur des tempéraments et des passions nous en expliquent suffisamment la cause.

Elle se révèle de plusieurs façons ; elle peut avoir lieu sans que le malade s'en doute ; d'autres fois elle provoque un sentiment nerveux qui avertit le malade de la sortie du sperme ; elle peut avoir lieu le jour comme la nuit, dans l'état de sommeil ou de veille, être précédée d'un rêve érotique, succéder à de violents accès de colère, se montrer au moment où les malades vont à la garde-robe ; elle peut aussi arriver sans aucune sensation appréciable.

Il faut bien se garder de confondre la perte de semence, avec l'émission de l'humeur prostatique, qui constitue un écoulement de nature blennorrhagique : la manière de différencier ces deux écoulements est facile, en ce que les individus qui sont seulement affectés de l'écoulement du fluide prostatique, mêlé au mucus qui lubréfie le canal de l'urètre, sans aucune cause morbide, n'en ressentent pour leur santé aucune altération.

Le sperme qui s'échappe dans les pollutions est en général plus aqueux et bien moins consistant que celui qui s'échappe dans l'acte vénérien.

La Spermatorée est fort grave : ses fâcheux accidents agissent puissamment sur le physique en même temps que sur le moral.

Hoffmann nous a laissé, des pertes séminales, un tableau dont je reproduis ici l'esquisse fort exacte : « Après de longues pollutions nocturnes, dit ce « praticien, non seulement les forces se perdent, le corps maigrit, le visage « pâlit, mais de plus, la mémoire s'affaiblit, une sensation continuelle de « froid saisit tous les membres, la vue s'obscurcit, la voix devient rauque,

« tout le corps se détruit peu à peu, le sommeil troublé par des rêves in-
« quiétants, ne répare plus, et l'on éprouve des douleurs semblables à celles
« qu'on ressent après avoir été meurtri par des coups.

« Si nous portons des regards plus attentifs sur ces individus, affaiblis
« par ces pollutions, nous remarquons, qu'outre ces effets, il existe sur tout
« l'ensemble de leur physionomie une tristesse sombre, mélancolique ; leur
« âme n'est plus expansive ; ils ne trouvent plus dans la société des femmes ce
« charme qui fait une des plus douces jouissances de la vie, et qui porte
« naturellement l'homme vers la pensée et le besoin d'associer son être à l'exis-
« tence de celle qui fait le plus bel ornement de la vie ; les traits du visage
« sont altérés ; cette blancheur de la peau, animée d'un vif coloris, est rem-
« placée par cette teinte rembrunie, apanage de la vieillesse ; les yeux, de
« vifs et de saillants qu'ils étaient, s'enfoncent dans les orbites ; souvent des
« boutons enflammés ou suppurants couvrent tout le front ; et le corps, par
« son émaciation, présente l'image d'un spectre hideux qui ne semble se
« mouvoir que par l'action de quelques ressorts, que la cause délétère qui
« les mine n'a point encore usés. »

La gravité de cette maladie dépend en général des causes qui l'ont pro-
duites.

Je divise les causes en deux catégories bien distinctes : les causes que j'appelle prédisposantes, et celles j'appelle permanentes.

Les causes prédisposantes sont celles qui tiennent ou qui dérivent des habitudes d'enfance ou de jeunesse, telles que la masturbation, l'incontinence
ou les rétentions d'urine, les blennorrhagies, etc.

Les causes permanentes sont celles qui sont essentiellement liées ou relatives
à l'état des organes de la génération, ou des voies urinaires, telles que la
goutte ou le rhumatisme, les travaux de cabinet, la contention d'esprit, l'extrême continence, l'exercice immodéré du cheval, la constipation, l'expulsion
à l'aide de violents efforts de matières dures qui impriment une violente compression sur les vésicules séminales, la présence des ascarides dans le rectum.
à la marge de l'anus. l'usage d'une nourriture trop réparatrice, celui de
vins généreux, de mets épicés, la présence d'un lit de plume dans le coucher, un lit trop chaud, le coucher sur le dos, l'état morbide des voies urinaires, la cystite, le catarrhe de vessie, les rétrécissements de l'urètre, de
violents accès de colère, etc.

Les pertes séminales n'ont pas toujours et chez tous les individus le même
caractère de gravité. Ainsi les hommes vigoureusement constitués qui peuvent facilement faire des déperditions, sans nuire à l'économie, et qui, dans
cet état, s'abstiennent du commerce des femmes, trouvent dans les pollutions, dont ils sont atteints, une dérivation toute naturelle.

Ceux, au contraire, qui ont une nature débilitée par ces excès, la masturbation, raccourciront de beaucoup leur existence, par l'habitude des pertes
séminales ; dans l'un comme dans l'autre cas cependant, le praticien devra
toujours s'appliquer à les faire disparaître.

J'ai dit que les maladies des voies urinaires déterminaient fréquemment la
Spermatorée ; celle-ci à son tour, dans plusieurs cas, détermine également
l'état morbide des organes urinaires. Voyons ce qui arrive dans l'un comme
dans l'autre cas.

Dans le premier, les rétrécissements de l'urétre, par exemple, communiquent à toute l'étendue de la membrane muqueuse du canal un état d'irritation qui se propage à la prostate, et de là aux canaux éjaculateurs, aux vésicules séminales, aux testicules et à leurs enveloppes ; dans ce cas, les canaux éjaculateurs acquièrent une dilatation passive, par suite du refoulement de l'urine et de son accumulation derrière le rétrécissement, et ne peuvent plus modérer la sortie du fluide spermatique.

Dans l'autre cas, l'état d'excitation de la prostate et de ses annexes, par suite de la sortie immodérée du sperme, se communique au col de la vessie, à la vessie elle-même, aux reins, et détermine la sortie immodérée de l'urine ; quelques auteurs ont pensé même que le diabète, dans certains cas, pouvait être la conséquence de la Spermatorée.

A une si grave maladie, à un état morbide si prononcé, un traitement actif et rationnel doit être opposé ; ce traitement a beaucoup occupé le cerveau des médecins de toutes les époques, un grand nombre de moyens ont été proposés, la théorie a fourni à la science le résultat de ses conceptions, mais la pratique n'y a pas toujours rencontré des moyens certains et efficaces ; les méthodes les plus opposées ont été mises en usage. Je vais entrer dans quelques détails au sujet de ces différentes théories.

Les topiques réfrigérants, sur les parties génitales sur les lombes, rendent dans beaucoup de circonstances d'importants services ; pour les appliquer avec avantage, il est certaines précautions auxquelles il faut habituer les malades : la nuit une vessie remplie de glace est appliquée sur les organes sexuels ; cette glace doit être changée souvent attendu qu'elle se fond facilement. Une seconde vessie est également appliquée sur le sacrum, près de l'origine des nerfs. Le spasme des parties génitales se dissipe facilement avec ce moyen qui finit par triompher des pertes séminales les plus opiniâtres, ainsi que de l'impuissance lorsque celle-ci en est la conséquence.

L'application d'une éponge imbibée d'eau froide vinaigrée sur ces mêmes parties resserre sensiblement les vésicules séminales, et remplit quelquefois la même indication.

Les douches ascendantes d'eau froide vinaigrée, mêlée à une quantité de nitrate de soude, ont concouru puissamment aux guérisons que j'ai obtenues.

Les quarts de lavements froids le soir en se couchant, les bains de siége froids, méritent, comme moyen thérapeutique, la plus grande confiance.

Les douches d'eau froide sur la région lombaire, les topiques réfrigérants sur la nuque et sur l'occiput, le soir avant l'heure du repos, m'ont réussi dans bien des cas.

Je suis dans l'habitude de conseiller à mes malades l'usage de la glace prise à l'intérieur ; il faut qu'elle soit pilée et mêlée à une quantité de sucre, et d'eau de fleur d'oranger ; le malade doit en prendre trois ou quatre soucoupes par jour.

Dans les cas de pollutions nocturnes seulement, je pratique fréquemment la compression du pénis à l'aide du *compresseur urétral*. Ce moyen doit être employé habilement, et ne doit, dans aucun cas, gêner la circulation du membre viril, mais s'opposer seulement à l'émission de la semence en réveillant le malade au moment de l'érection ou à celui de la perte.

Le mariage doit être conseillé à ceux chez lesquels les secours de l'art ne peuvent tenir lieu d'une fonction indispensable et commune à tous les êtres vivants.

La nourriture qui paraît convenir le mieux pour combattre les pertes séminales paraît être celle dont nous rencontrons les préceptes dans Hippocrate. La diète lactée, les légumes frais, et les fruits rafraîchissants.

La liberté du ventre, celle de la vessie doivent toujours être conservées. La vessie ne devra jamais rester pleine, afin d'éviter les inconvénients de la compression qui est de nature à déterminer de l'irritation sur les vésicules séminales.

Toute idée voluptueuse, tout songe lascif, doit être banni de l'imagination des malades; leur coucher doit se composer de crin et de matières dures et saines, sur lesquels ils doivent constamment ressentir une douce fraîcheur. Ils ne doivent faire usage que d'aliments rafraîchissants et astringents, ils doivent se fortifier par des bains froids et ne jamais se coucher sur le dos.

Le traitement externe sera toujours soutenu d'un régime intérieur : le fer, le quinquina, les eaux minérales rétablissent les digestions si sujettes à être dérangées chez ceux qui ont des pertes séminales. Parmi les eaux minérales, celles de Spa paraissent tenir le premier rang. Il est utile, pour en faire usage, de les couper avec le lait; je m'en suis aussi fort bien trouvé en dirigeant leur action, non seulement contre les pertes séminales, mais encore contre l'impuissance.

J'arrive maintenant à la cautérisation de la prostate, à son mode d'emploi et à son application aux pertes séminales et à l'atonie des organes générateurs.

La cautérisation ne doit intéresser que la glande prostate seule. Elle se pratique à l'aide du porte-caustique à cuvette dans laquelle on introduit une certaine quantité de nitrate d'argent que l'on met en fusion au moyen de l'esprit de vin enflammé. Ce porte-caustique est exactement semblable à une sonde, il est de la même longueur, pourvu d'une courbure semblable, et se compose d'une canule-gaîne dans laquelle est renfermée une tige mobile armée d'une cuvette pourvue de nitrate d'argent.

Il faut pour pratiquer utilement cette cautérisation commencer par évacuer l'urine contenue dans la vessie, puis introduire le porte-caustique. On met alors la cuvette à nu au moment où l'extrémité touche la prostate; quelques secondes suffisent pour cette opération; l'instrument est retiré et l'on fait des injections d'eau froide pour empêcher l'inflammation et la congestion sanguine dans cette partie.

Cette opération est toujours innocente, pratiquée par des mains habiles; ce moyen est d'une réussite presque toujours satisfaisante; il remédie aux pertes séminales, ranime la vigueur des organes de la génération, et enraie les funestes progrès de l'impuissance.

Ce serait sortir du cadre de cet opuscule que d'entrer dans de trop longs détails sur les électuaires, les poudres, les pastilles, les vins médicinaux, qui ont été plus ou moins en renommée contre les pertes séminales et contre l'impuissance. Chacun de ces moyens a eu son efficacité : c'est au praticien qu'il appartient de les choisir, de les manier, et d'en faire une utile application aux cas qui lui sont réservés.

FIN.

Imprimerie Ducessois. 55, quai des Grands-Augustins, près le pont Neuf.

9 782019 264048